Peter Carl Simons

Aloe vera - Pflanze der Unsterblichkeit

Sechstausend Jahre Medizingeschichte können sich nicht irren. Was Ihnen die Pharmaindustrie verschweigt - aber schon zu Kleopatras Zeiten jedes Kind wusste

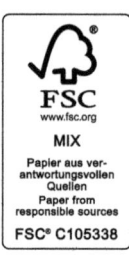

Bibliografische Information der Deutschen Nationalbibliothek:

Die Deutsche Nationalbibliothek verzeichnet diese Publikation in der Deutschen Nationalbibliografie; detaillierte bibliografische Daten sind im Internet über http://dnb.dnb.de abrufbar.

© 2015 Peter Carl Simons

Foto: © didecs - Fotolia.com
Illustrationen: Wikipedia

Umschlaggestaltung: Sophia Valkova

Lektorat: Dr. Lotte Husung

Herstellung und Verlag: BoD –
Books on Demand, Norderstedt

ISBN: 978-3-7347-8626-6

Das Werk einschließlich aller Inhalte ist urheberrechtlich geschützt. Alle Rechte vorbehalten. Nachdruck oder Reproduktion (auch auszugsweise) in irgendeiner Form (Druck, Fotokopie oder anderes Verfahren) sowie die Einspeicherung, Verarbeitung, Vervielfältigung und Verbreitung mit Hilfe elektronischer Systeme jeglicher Art, gesamt oder auszugsweise, ist ohne ausdrückliche schriftliche Genehmigung des Verlages untersagt. Alle Übersetzungsrechte vorbehalten.

Die Benutzung dieses Buches und die Umsetzung der darin enthaltenen Informationen erfolgt ausdrücklich auf eigenes Risiko. Der Verlag und auch der Autor können für etwaige Unfälle und Schäden jeder Art, die sich beim Besuch von in diesem Buch aufgeführten Orten ergeben (z.B. aufgrund fehlender Sicherheitshinweise), aus keinem Rechtsgrund eine Haftung übernehmen. Rechts- und Schadenersatzansprüche sind ausgeschlossen.

Das Werk inklusive aller Inhalte wurde unter größter Sorgfalt erarbeitet. Dennoch können Druckfehler und Falschinformationen nicht vollständig ausgeschlossen werden. Der Verlag und auch der Autor übernehmen keine Haftung für die Aktualität, Richtigkeit und Vollständigkeit der Inhalte des Buches, ebenso nicht für Druckfehler. Es kann keine juristische Verantwortung sowie Haftung in irgendeiner Form für fehlerhafte Angaben und daraus entstandenen Folgen vom Verlag bzw. Autor übernommen werden. Für die Inhalte von den in diesem Buch abgedruckten Internetseiten sind ausschließlich die Betreiber der jeweiligen Internetseiten verantwortlich.

Inhaltsverzeichnis

Vorwort 8

Die Pflanze 11

Eine Pflanze mit Geschichte 13

Über 160 nachgewiesene Wirkstoffe 20

   Bioflavonoide - entzündungshemmend, antibakteriell 22

   Acemannan - Turbo für das Immunsystem 25

   Vitamine - breites Spektrum an positiven Wirkungen 27

   Mineralstoffe 31

   Aminosäuren und Enzyme 33

Therapeutischer Einsatz der Aloe vera 35

   Gesundheit und Vitalität 36

   Anti-Aging 40

   Körperpflege 42

Herstellung von Aloe-vera-Gel und Aloe-vera-Smoothie 44

Bezugsquellen 48

Literaturliste 50

Vorwort

Liebe Leserinnen und Leser,

bevor Sie auch nur ein einziges Wort weiterlesen, beachten Sie bitte, dass alle Aussagen in diesem Buch entweder auf eigenen Erfahrungen oder naturheilkundlichen Erkenntnissen der letzten sechstausend Jahre beruhen.

Trotzdem sind diese Darstellungen nicht als wissenschaftliche Tatsachen zu betrachten, und sie stellen insbesondere weder eine Empfehlung zur Nachahmung noch ein Versprechen auf Heilung dar.

Allerdings, wenn wir ehrlich sind: Ein Heilversprechen kann niemand für irgendetwas geben. Es gibt kein einziges Medikament - unabhängig davon, wie lange es getestet wurde -das in hundert Prozent der Fälle erfolgreich wäre.

Aloe vera ist ein Produkt, das nicht patentierbar ist und daher niemandem riesige Profite einbringt. Aloe vera kann jeder in seiner eigenen Wohnung, beispielsweise auf dem Fensterbrett, ziehen. Noch vor ein paar Jahrzehnten war sie Teil der Apotheke des »kleinen Mannes« und wurde von vielen Menschen gehegt und gepflegt. Nachdem sie einige Zeit kaum mehr angebaut wurde, nimmt heute ihre Verbreitung und Anwendung wieder zu.

Entsprechend gering ist das kommerzielle Interesse an einer ernsthaften Erforschung der positiven Auswirkungen der Aloe vera auf unsere Gesundheit und den möglichen therapeutischen Einsatz dieser wundervollen Pflanze.

Aloe vera enthält über 160 Wirkstoffe, von denen sich die meisten positiv auf die Gesundheit des Menschen auswirken können. Über Jahrtausende wurden dieser Pflanze Heilerfolge zugeschrieben. Es könnte sich also auch ohne Versprechen lohnen, sich das Ganze etwas näher anzuschauen. Dabei ist es sinnvoll, sich mit der eigenen Gesundheit auseinanderzusetzen und einen möglichen Selbstversuch nur nach Absprache mit medizinisch geschulten Fachleuten vorzunehmen.

Ich wünsche Ihnen eine interessante Lektüre und gute Gesundheit

Ihr Peter Carl Simons

Die Pflanze

Von den über dreihundert wissenschaftlich beschriebenen Aloe-Gewächsen ist besonders die Aloe vera barbadensis (Miller) von Interesse. Sie gehört zu den Liliengewächsen und ist damit eine Verwandte von Spargel, Zwiebel und Knoblauch.

Die Aloe ist eine der ältesten Heilpflanzen überhaupt und wird schon seit über sechstausend Jahren eingesetzt. Bevorzugt wächst sie in Regionen mit heißen, trockenen Sommern und milden Wintern, besonders in Mittel- und Südamerika.

Obwohl Aloe vera einen hohen Wasseranteil besitzt und ein hervorragender Feuchtigkeitsspender ist, braucht sie selbst nur sehr wenig Wasser. Die bis zu eineinhalb Meter hohe Pflanze mit Blütenständen bis über zwei Meter hält lange Trockenperioden aus und liebt intensive Sonnenbestrahlung.

Die Pflanze ist nach etwa drei, in unseren Breitengraden eher fünf Jahren erntereif. So lange braucht sie, bis die etwa 160 wichtigen Inhaltsstoffe voll ausgeprägt sind.

Eine Pflanze mit Geschichte

Die ersten Aufzeichnungen über den medizinischen Einsatz von Aloe vera finden sich auf einer Tonscherbe in Keilschrift. Sie datiert etwa aus dem Jahr 4200 v. Chr. und stammt aus Babylonien. Diese Inschrift gehört zu den ersten schriftlichen Quellen medizinischer Rezepturen überhaupt.

Schon im alten Babylon und Assyrien wurde die Aloe vera, mit Absinth gemischt, als Heilmittel bei Darmträgheit verwendet.

Auch andere antike Kulturen kannten und schätzten diese Pflanze. Im Papyrus Ebers[1] wird der Einsatz von Aloe vera gegen Probleme mit Blase und Darm beschrieben. Daneben fand

---

[1] Ägyptische Handschrift aus der 18. Dynastie - ca. 1500 v. Chr.

das Gel der Pflanze auch schon damals Anwendung in der Kosmetik, um Frauen ihre jugendfrische Haut zu erhalten. Pharaonen tranken täglich Aloe-vera-Gel in der Absicht, damit ihr Leben zu verlängern[2]. Zum längeren Erhalt des Körpers wurde Aloe vera auch in der Einbalsamierung und Mumifizierung eingesetzt.

---

[2] Daher auch der Name »Pflanze der Unsterblichkeit«.

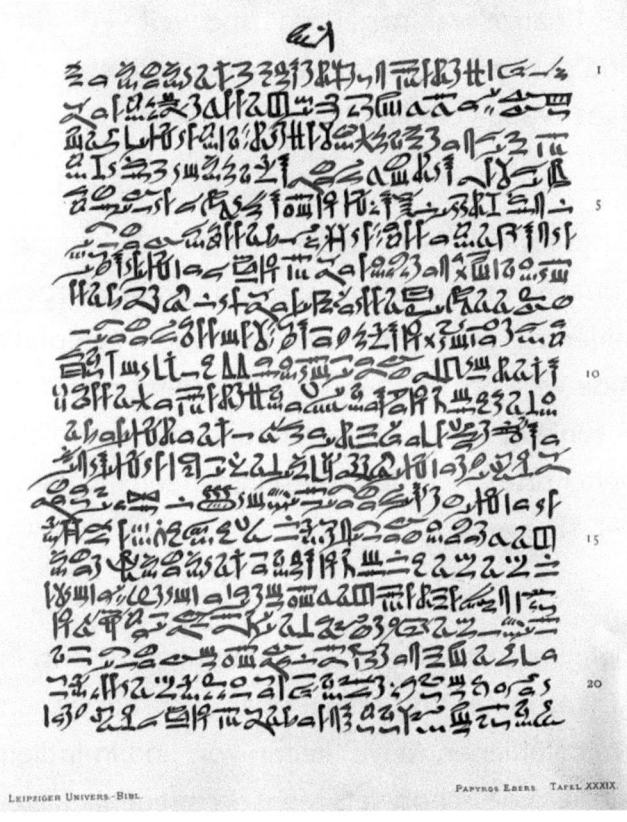

Rund um die großen Pyramiden[3] sowie auf dem Weg zu ihnen soll schon im Altertum Aloe gepflanzt worden sein, um damit den toten Herrscher ins Jenseits zu geleiten. Die Anwendung

---

[3] 3. Jahrtausend vor Christus.

der Pflanze war im ganzen Land weit verbreitet und so weiß man, dass es schon zu dieser Zeit ganze Aloe-vera-Plantagen gab.

Hippokrates[4] beschrieb in seinen Werken den Einsatz von Aloe, um Geschwüre und Magenleiden zu heilen. Pedanios Dioskurides[5] empfahl Aloe vera bei offenen Wunden, Hämorrhoiden, Furunkeln und Augenentzündungen. Galen[6] berichtete von der blutreinigenden Wirkung der Aloe vera.

Viele weitere Belege aus Kulturen im Orient, in Afrika, Japan und China, aber auch der neuen Welt (Indianer, Maya) liegen vor, und in Indien ist die Aloe schon seit Menschengedenken Be-

---

[4] Hippokrates von Kos, ca. 460-370 v. Chr.

[5] Der berühmteste Pharmakologe des Altertums, ca. 1. Jh. n. Chr. - Autor von »De Materia Medica«.

[6] Galenos von Pergamon, griechischer Arzt und Anatom, ca. 1. Jh. n. Chr.

standteil der Ayurveda-Medizin[7]. Die Bedeutung der Aloe vera auch in der abendländischen Medizin lässt sich ermessen, wenn man liest, dass in der Schule von Salerno[8] die Pflanze als

---

[7] Man geht davon aus, dass die ayurvedische Medizin über 5000 Jahre alt ist.

[8] Wikipedia schreibt dazu:

„Das Kloster Monte Cassino unterhielt in Salerno ein Hospital für erkrankte Ordensbrüder. Kreuzfahrerschiffe legten in Salerno an, um dort ihre Kranken pflegen zu lassen. Aus der Gruppe der Heilkundigen, der civitas salernitatis, entwickelte sich eine der ersten medizinischen Hochschulen in Europa. Unter Erzbischof Alfanus und mit Hilfe von Konstantin dem Afrikaner, einem christlich-arabischen Mediziner aus Tunesien, der griechisch-arabische medizinische Texte ins Lateinische übersetzte, blühte die Schule auf und hatte ihre Glanzzeit („Hochsalerno") vom 10. Jahrhundert bis zum 13. Jahrhundert, gefördert durch die Landesherren Roger II. und den Stauferkaiser Friedrich II..

Eine umfangreiche Arzneimittellehre entstand mit den Büchern Liber Graduum, Antidotarium Nicolai und Circa instans. Das Wissen des Apothekerstands wurde somit eigenständig und die Trennung des Arzt- und Apothekerwesens

»Doktor Aloe« bekannt war. Man empfahl sie gegen nässende Wunden, verklebte Augen, Ohrenleiden, Magenprobleme, Erschöpfung, Leberleiden und Haarausfall. In dieser Schule lernte auch Paracelsus[9] die Pflanze schätzen. Er setzte den »Goldenen Saft« gegen Verbrennungen und Vergiftungen ein.

---

durch Friedrich II. im Edikt von Salerno gesetzlich festgelegt.

Anatomische Studien an Schweinen mehrten das medizinische Wissen unter der richtigen Annahme, dass grundsätzliche Entsprechungen zwischen der Anatomie des Schweins und der des Menschen vorhanden sind. Das Erfolgsrezept der Schule war die harmonische Vermischung der medizinischen Wissensstände aus verschiedenen Kulturen: der griechischen, der arabischen, der westlich-lateinischen und der jüdischen.

Frauen waren sowohl als Studenten als auch als Lehrende zugelassen."

[9] Philippus Theophrastus Aureolus Bombastus von Hohenheim, 1493 (Egg, Schwyz, Schweiz) - 1541 (Salzburg, Österreich)

Es gibt unzählige weitere namhafte Forscher, Ärzte und Pharmakologen, welche über die Aloe vera geschrieben haben. Da es in diesem Buch aber nicht um eine historische Betrachtung, sondern um die Wirkung der Pflanze geht, belasse ich es beim bereits Gesagten.

Auch in moderner Zeit legten verschiedenste Forscher, Mediziner und weitere Fachleute Erfahrungsberichte, Forschungsergebnisse und wissenschaftliche Studien zur Heilwirkung der Aloe vor. Leider werden deren Ergebnisse nach wie vor weitgehend ignoriert. Ein wundervoller Überblick darüber findet sich jedoch im Buch von Prof. Hademar Bankhofer[10].

---

[10] Siehe Literaturliste.

Über 160 nachgewiesene Wirkstoffe

Eine Pflanze mit über 160 nachgewiesenen Wirkstoffen findet Anwendung in verschiedensten Bereichen Anwendung. Nicht vergebens nannten sie die Ägypter die Pflanze der Unsterblichkeit. Schon sie hatten festgestellt, dass der Einsatz der Pflanze sich positiv auf unterschiedlichste Probleme auswirkte.

In unserer modernen Welt tendieren wir dazu, unseren Körper den ganzen Tag mit Stress, ungesundem Essen, Alkohol, Nikotin, Abgasen und fehlender Bewegung zu schädigen und dies mit der Einnahme von Vitalstoffen[11] kom-

---

[11] Gemäß Wikipedia:
  1957 definierte dann der wissenschaftliche Rat der Gesellschaft:

„Vitalstoffe sind überwiegend als Biokatalysatoren in Zellen und Geweben bei Anwesenheit von

pensieren zu wollen. Es dürfte einleuchten, dass dieses Vorgehen weder sinnvoll noch langfristig erfolgreich sein kann. Das ist etwa so, als würde man den ganzen Tag mit allen zur Verfügung stehenden Werkzeugen auf ein Auto einschlagen und am Abend etwas Spachtelmasse darüberschmieren, um die Beulen zu verstecken. Das mag kurzfristig Probleme kaschieren, um den äußeren Schein zu wahren, die Lebensdauer des Autos wird sich trotzdem dramatisch verringern.

Die geradezu einzigartige Vitalstoff-Kombination der Aloe vera barbadensis (Miller) kann aber in jedem Fall als Teil einer Strategie zur Kompensation negativer Umwelteinflüsse

---

Wasser, Sauerstoff und Kohlensäure (letztere bei Pflanzen) wirksame lebenswichtige Bestandteile. Dazu gehören nach bisherigen Feststellungen: Enzyme, Co-Enzyme, Vitamine, Hormone, exogen-essentielle Aminosäuren, exogen-essentielle Fettsäuren, Haupt- und Spurenelemente, Duft- und Geschmacksstoffe."

eingenommen werden, auf die wir ohnehin oft keinen Einfluss haben. Sie kann den Körper mit einer Vielzahl wichtiger Vitalstoffe in der Selbstregeneration aktiv unterstützen. Lassen Sie uns nun einige ihrer besonders interessante Inhaltsstoffe genauer betrachten.

Bioflavonoide - entzündungshemmend, antibakteriell

Die sekundären Pflanzenstoffe der Aloe vera, auch Bioflavonoide oder Bioaktivstoffe genannt, gehören zu ihren wichtigsten Inhaltsstoffen. Die Aloe vera enthält eine Vielzahl von Stoffen aus dieser Gruppe, mit sehr unterschiedlichen positiven Wirkungen. Zu den in der Aloe enthaltenen Bioflavonoiden gehören die folgenden:

- **Lignine** dringen leicht in die oberen Hautschichten des Körpers ein und wirken dort entzündungshemmend.

- **Saponine** sind aktive Seifenstoffe mit antiseptischer Wirkung. Sie dämmen das Wachstum von Bakterien, Pilzen und Viren ein.
- **Tannine** entfalten im Darm eine antibakterielle Wirkung und helfen auch bei Brandverletzungen.
- **Anthrachinone**[12] sind Bitterstoffe, Die in

---

[12] Wikipedia schreibt dazu:
„Anthrachinone und Anthrachinonderivate werden als Abführmittel eingesetzt. Medizinisch verwendet werden folgende anthrachinonhaltigen Pflanzen bzw. Pflanzenteile: Sennesblätter und -früchte, Faulbaumrinde, Cascararinde (Rhamnus purshiana), Rhabarberwurzel (Rheum palmatum und Rheum officinale) und Aloe (Aloe capensis und Aloe barbadensis). Sie verhindern die Resorption von Natrium aus dem Darmlumen und damit verbunden von Wasser, sie wirken also antiresorptiv. Darüber hinaus können sie den Einstrom von Flüssigkeit zusammen mit Natrium-, Kalium-, Calcium- und Chlorid-Ionen in den Darm auslösen, somit sekretagog wirken. Diese Wirkungen führen zu einem weicheren Faeces sowie zu einer zunehmenden Füllung des Dickdarms. Durch die Dehnung der

hoher Dosierung als natürliches Abführmittel wirken. Daneben wurde ihre schmerzstillende Wirkung von der Forschung dokumentiert.
- **Isoflavonoide** reduzieren die Vermehrung von Krankheitserregern und wirken als natürliche Entzündungshemmer.

Die genannten Bioflavonoid-Gruppen umfassen wiederum verschiedenste Einzelstoffe, deren Wirkungsspektrum sehr breit gefächert ist.

Darmwand wird die Darmpassage beschleunigt und die Defäkation erleichtert. In der Droge liegen die Anthrachinone als Glycoside vor. Die Zucker werden erst im Dickdarm von Bakterien abgespalten, weshalb die Drogen ihre Wirkung auch erst hier entfalten. Die zuckerfreien Aglykone werden auch als Emodine bezeichnet. Sie werden durch die Darmbakterien zu den entsprechenden Anthronen und Anthranolen reduziert. Erst diese Substanzen sind die eigentlich wirksamen."

Acemannan - Turbo für das Immunsystem

Die Aloe enthält ein breites Spektrum für unseren Körper wichtige Kohlenhydrate wie Aldopentose, Galaktose, Glucuronsäure, Glukose, Mannose, Rhamnose, Xylose und Zellulose. Einer der für unseren Körper wichtigsten Stoffe ist dabei Acemannan[13].

---

[13] Aus Wikipedia (englisch):

"Acemannan has been demonstrated to induce macrophages to secrete interferon (INF), tumor necrosis factor-α (TNF-α) and interleukins (IL-1); therefore, it might help to prevent or abrogate viral infection. These three cytokines are known to cause inflammation, and interferon is released in response to viral infections. In vitro studies have shown acemannan to inhibit HIV replication; however, in vivo studies have been inconclusive.

Acemannan is currently being used for treatment and clinical management of fibrosarcoma in dogs and cats. Administration of acemannan has been shown to increase tumor necrosis and prolonged host survival; the animals have demonstrated lymphoid infiltration and encapsulation."

Dieser Inhaltsstoff wird von Forschern als ein möglicher Wirkstoff im Kampf gegen das HI-Virus und gegen gewisse Krebsarten gesehen. Beide Anwendungsgebiete sind noch Teil der Forschung und bestenfalls als Möglichkeiten zu sehen. Was dagegen von führenden Wissenschaftlern klar dargelegt wird, ist eine Förderung der Zellatmung, welche wiederum den gesamten Stoffwechsel, aber auch die Entgiftung des Körpers positiv beeinflusst.

Ebenfalls dokumentiert ist eine darmreinigende Wirkung, verbunden mit dem Aufbau einer gesunden Darmflora. Dadurch können Nährstoffe besser aufgespalten und über die Darmwand aufgenommen werden.

Durch die Steigerung der Zellaktivität stärkt Acemannan die natürlichen Abwehrkräfte und bewirkt eine höhere Verteidigungsbereitschaft des Körpers gegen Parasiten, Viren, Bakterien und Pilzen. Aus diesem Grund sollte Aloe auch immer Bestandteil einer Darmreinigung sein.

Vitamine - breites Spektrum an positiven Wirkungen

Die Forschung hat längst bewiesen, dass für den menschlichen Körper nicht so sehr das Vorhandensein eines einzelnen Vitamins oder Vitalstoffes ausschlaggebend ist, sondern seine Kombination mit anderen Stoffen. Viele dieser für unseren Körper wichtigen Stoffe können nur dann auch nutzbringend eingesetzt werden, wenn bestimmte weitere Stoffe ebenfalls vorhanden sind. Die Aloe vera bietet mit ihren über 160 Wirkstoffen in sich eine wundervolle Kombination. Alleine die Zahl der enthaltenen Vitamine und deren Wirkungsspektren sind beeindruckend:

- **Vitamin A (Retinol)** - Positive Wirkung auf Haut, Schleimhäute, Sehvermögen,

Atemwege und die Stärkung der Abwehrkräfte.

- **Vitamin B1 (Thiamin)** - Stärkt Nervensystem, Muskulatur und Herztätigkeit und ist wichtig im Kohlenhydrat-Stoffwechsel.

- **Vitamin B2 (Riboflavin)** - Wichtig für gesunde Haut, Haare und Fingernägel, unterstützt Verdauungsorgane, hat positive Auswirkungen auf die Haut.

- **Vitamin B6 (Pyridoxin)** - Hat eine positive Auswirkung auf Nervensystem und Psyche (Depressionen, schlechte Laune, Nervosität) und einen wichtigen Anteil am Eiweiß-Stoffwechsel sowie einen positiven Einfluss auf den Hormonhaushalt und das Immunsystem.

- **Vitamin B12 (Cobalamin)** - Voraussetzung für die Bildung roter Blutkörperchen und positive Auswirkung auf den Eiweiß-Stoffwechsel. Dieses Vitamin wird oft gerade von Veganern und Vegetariern nicht ausreichend aufgenommen, da es vorwiegend in Fleisch enthalten ist. Aloe vera ist hier ein wunderbarer Ersatz.

- **Folsäure** - Ist wichtig für Herz und Kreislauf. Sie verhindert hohe Homocysteinwerte[14], welche zur Schädigung von Blutgefäßen führen können. Schwange-

---

[14] Wikipedia schreibt dazu:

„L-Homocystein (Hcy) ist eine natürlich vorkommende (nicht proteinogene) α-Aminosäure. Sie ist im Stoffwechsel ein Zwischenprodukt des Ein-Kohlenstofftransfers und entsteht durch S-Demethylierung von L-Methionin als Methyldonor. Erhöhte Blutwerte für Homocystein können eine Schädigung der Blutgefäße zur Folge haben. Es steht auch in engem Zusammenhang mit Depressionen und Demenzerkrankungen im Alter. Normale Laborwerte bei der Blutuntersuchung liegen zwischen 5 und 10 µmol·l−1. Zur Regulierung des Homocysteinspiegels im Blut ist eine ausreichende Versorgung mit Betain und den Vitaminen B12, B6 sowie Folsäure erforderlich. (...)"

re brauchen ausreichend Folsäure um Früh- und Fehlgeburten vorzubeugen.

- **Niacin (früher auch Vitamin B3 genannt)** - Unterstützt den Stoffwechsel und wird zum Aufbau von Co-Enzymen benötigt. Es stärkt das Herz und wird gegen Depressionen und Störungen des Nervensystems eingesetzt.

- **Beta-Carotin (auch Provitamin A genannt)** - Kann im Körper bei Bedarf in Vitamin A umgewandelt werden. Hat einen positiven Einfluss auf Sehvermögen und Immunsystem.

- **Vitamin C (auch Ascorbinsäure genannt)** - Fördert die Wundheilung und stärkt das Immunsystem. Es ist wichtig für die Regeneration der Blutgefäße und ein gesundes Zahnfleisch. Eine gute Vitamin-C-Versorgung beugt Müdigkeit und Reizbarkeit vor.

- **Vitamin E (auch Tocopherol genannt)** - Stärkt die Zellwände und verzögert den

Alterungsprozess. Vitamin E kommt eine wichtige Aufgabe im Fett- und Eiweiß-Stoffwechsel zu. Eine gute Versorgung beugt nervösen Störungen und Muskelschwäche vor.

Mineralstoffe

Die Aloe vera bietet eine große Vielfalt lebenswichtiger Mineralstoffe und Spurenelemente. Eine Auswahl daraus sind die folgenden:

- **Chlorid** - Unterstützt in Zusammenarbeit mit Natrium die Übertragung von Nervenimpulsen.

- **Chrom** - Reguliert den Fettstoffwechsel und unterstützt eine Reihe von Enzymen. Eine ausreichende Versorgung mit Chrom ist im Kontext von Gewichtsreduktion extrem wichtig, denn es ist notwendig für die Steuerung des Sättigungsgefühles.

- **Eisen** - Ist wichtig für den Transport von Sauerstoff im Blut und damit für die ausreichende Versorgung von Körperzellen. Dies wiederum hat einen ausschlaggebenden Einfluss auf deren korrekte Funktion, insbesondere auch im Hinblick auf das Immunsystem.
- **Kalium** - Reguliert den Wasser-Elektrolyt-Haushalt. Kalium wirkt gemeinsam mit Kalzium und Chrom auf die Tätigkeit der Muskeln, insbesondere auch den Herzmuskel.
- **Kupfer** - Ist wichtig zur Verhinderung rheumatischer Erkrankungen.
- **Magnesium** - Ist »das Anti-Stress-Mineral«. Es ist für das reibungslose Zusammenspiel von Muskeln und Nerven verantwortlich. Magnesium-Mangel kann zu Schlafstörungen und Krämpfen führen.
- **Mangan** - Ist wichtig bei der Bildung und Aktivierung von Enzymen. Es wirkt an

der Produktion von Insulin in der Bauchspeicheldrüse mit und verstärkt die Wirkung von Vitamin B1.

- **Zink** - Hat einen positiven Einfluss auf die Haut und die Funktion verschiedener Hormone (beispielsweise Schilddrüsen-, Wachstums- und Sexualhormone).

Aminosäuren und Enzyme

Aminosäuren sind Eiweißbausteine. Man unterscheidet zwischen essenziellen (lebenswichtigen) und nicht essenziellen Aminosäuren. Die essenziellen können vom Körper nicht selbst gebildet werden, sind aber die Voraussetzung, damit unser Körper Eiweiße aufnehmen kann. Dafür werden 22 Aminosäuren (davon 10 essenzielle) benötigt.

Aloe vera liefert 20 der 22 benötigten Aminosäuren, davon 9 der 10 essenziellen.

Enzyme sind Eiweiße, die als Biokatalysatoren verschiedene chemische Reaktionen ermöglichen oder verbessern. Sie sind in allen Körperzellen enthalten und haben einen entscheidenden Einfluss auf den Stoffwechsel, aber auch die Funktion der Organe. Wo Enzyme fehlen oder ein Enzymdefekt vorliegt, kann es zu Krankheiten und Stoffwechselproblemen kommen.

Aloe vera enthält eine breite Palette von Enzymen, welche beim Fettstoffwechsel wie auch der Entgiftung des Körpers eine bedeutende Rolle spielen.

Therapeutischer Einsatz der Aloe vera

Aussagen, wonach Aloe vera ein Wundermittel sei, das schlichtweg gegen jede Krankheit helfen könne, stellen eine unzulässige Vereinfachung dar. Solch globale Aussagen lassen sich durch keine Studie belegen und schaden schlussendlich nur dem Ansehen der Pflanze in der seriösen Therapie.

Grundlage dieser Aussage dürfte sein, dass Aloe vera nach Erfahrung zahlreicher Therapeuten und Heilpraktiker einen sehr positiven Einfluss auf das Immunsystem und damit die Abwehr von Krankheiten hat. Es muss aber klar verstanden werden, dass die Einnahme von etwas Aloe-vera-Gel in irgendeiner Darreichungsform nicht ausreicht, um alle negativen Einflüsse von Umwelt und Lebenswandel auf die Gesundheit zu korrigieren.

Gesundheit und Vitalität

In zahlreichen Berichten von Anwendern, Ärzten und Heilpraktikern finden sich die folgenden Anwendungsbereiche, in denen mit der Einnahme von Aloe vera Erfolge erzielt wurden:

- **Allergische Reaktionen gegen Stiche** - Einreiben mit Aloe-vera-Gel
- **Darmbeschwerden wie Durchfall, Darmkrämpfe, Verstopfungen** - Trinkkuren mit Aloe-vera-Gel wirken hier unterstützend. Die Einnahme kann die Darmschleimhäute beruhigen, die Verdauung normalisieren und anregen sowie Pilze abtöten. Eine Kombination mit Schonkost ist sinnvoll.
- **Ekzeme** - Oft ist das Auftragen von Aloe-vera-Gel eine gut verträgliche Alternative zu

Antibiotika und Kortison-Produkten.
- **Erschöpfungs-Erkrankungen** - Aloe vera kann Reserven mobilisieren und wird auch in Fällen von Burn-out-Syndrom unterstützend eingesetzt. Selbstredend müssen parallel auch die Lebensumstände angepasst werden.
- **Erkältungskrankheiten** - Wer Anzeichen einer Erkältung (Schnupfen, Gliederschmerzen) fühlt, kann mit täglich 5-10 Esslöffeln Aloe-vera-Gel die Infektion im Entstehen bremsen.
- **Gelenksprobleme** - Die in Aloe vera enthaltenen Polysaccharide und Aminozucker wirken vorbeugend und lindernd. Sie unterstützen den Körper dabei, genügend Gelenkflüssigkeit zu bilden und dadurch »wie geschmiert« zu laufen. Aloe vera kann hier sowohl äußerlich (Einschmieren) als auch innerlich (Einnehmen) angewendet werden.
- **Leberprobleme** - Trinkkuren von 3-5 Mal

jeweils 5-6 Wochen mit Aloe-vera-Gel-Getränken unterstützen die Leber bei ihrer Entgiftungsarbeit. Auch Folgen von übermäßigem Alkoholkonsum lassen sich dadurch positiv beeinflussen.
- **Neurodermitis** - Die kühlende Wirkung in Kombination mit den enthaltenen Wirkstoffen wird von vielen Patienten als lindernd empfunden.
- **Schuppenflechte (auch Psoriasis genannt)** - Die Krankheit ist bislang nicht heilbar. Die innerliche wie äußerliche Anwendung wird aber von vielen Betroffenen als lindernd empfunden. Zudem unterstützen die in der Aloe vera enthaltenen Nährstoffe die Geschwindigkeit, in der gesunde Hautzellen gebildet werden.
- **Sonnenbrand** - Das Auftragen von Aloe-vera-Gel wird von Patienten als lindernd empfunden. Auch wird durch die bessere Nährstoffversorgung die Bildung neuer, gesunder Hautzellen und das Abschälen der

beschädigten Zellen beschleunigt. Achtung: Sonnenbrand kann auch zu gravierenden Hautschädigungen bis hin zu Melanomen führen. Solche Symptome gehören in medizinische Behandlung.

Es gibt eine Vielzahl weiterer Krankheitsbilder, aber auch Bereiche der gesundheitlichen Vorsorge, in denen die in der Aloe vera enthaltenen Stoffe positive Auswirkungen haben. Viele davon sind schon genannt worden, und die Erfahrung zeigt laufend weitere Anwendungsfälle, bei denen Aloe vera und die enthaltenen Stoffe positive Resultate zeigen können.

Alle ernsthaften Beschwerden sollten stets mit einem Fachmann abgeklärt werden. Eine Selbsttherapie birgt immer Risiken.

Durch die Unterstützung vieler Wirkstoffe, die in der Aloe vera vorkommen, lässt sich das Immunsystem nachhaltig stärken. Gleichwohl empfiehlt sich auch hier im konkreten Krankheitsfall die Einnahme nur in Absprache mit dem behandelnden Arzt, um mögliche Wechselwirkungen abzuklären.

Anti-Aging

Anti-Aging ist das große Modewort überhaupt. Laufend kommen neue Wundermittel auf den Markt, die allesamt eine längere Jugend versprechen. Die tatsächliche Wirkung dieser Mittel hinkt den Marketingaussagen leider oft stark hinterher.

Auch wenn die Aloe vera bei den Ägyptern als »Pflanze der Unsterblichkeit« bekannt war, muss klar gesagt werden, dass auch die besten Produkte, die wir zu uns nehmen, einen fortwährenden Raubbau an unserer Gesundheit nicht ausgleichen können. Hierzu gehören übermäßiges Essen, ein ungesunder Lebenswandel, aber auch andere ungünstige Lebensumstände. . Trotzdem kann Aloe vera Teil einer erfolgreichen Strategie gegen vorzeitiges Altern und entsprechende Alterserscheinungen sein.

An der University of Texas wird am »Health Science Center« auch die Anti-Aging-Kraft der Aloe vera erforscht. In Tierversuchen wurde dabei festgestellt, dass man bei manchen Tieren, denen das Gel regelmäßig verabreicht wurde, zum einen eine höhere Lebenserwartung registrierte und zum anderen weniger Krankheiten bei ihnen beobachtet wurden. Ob und in wieweit diese Forschungsergebnisse sich auch auf den Menschen übertragen lassen, ist bisher nicht klar.

Körperpflege

Die einzigartige Wirkstoffkombination des Gels der Aloe vera wird schon seit Jahrtausenden eingesetzt, um die Haut zu nähren und zu pflegen.

Mit den Jahren verliert die Haut an Spannkraft. Talgdrüsen trocknen immer mehr aus und Feuchtigkeit geht verloren. Gerade Frauen, die oft und lange Zeit großflächig Schönheitsprodukte der chemischen Industrie, durchaus auch sehr kostspielige, verwendet haben, stellen fest, dass ihre Haut hierunter über die Jahre massiv gelitten hat. Umwelteinflüsse, falsche Ernährung, Stress aber auch Mangel an Vitalstoffen, übermäßige Sonneneinstrahlung, oder noch schlimmer, zu häufige Solariumsbesuche, fordern ihren Tribut.

Aloe vera ist nicht in der Lage, alle diese und viele weitere Probleme vollständig zu beheben.

Wenn man sich jedoch bemüht, die negativen Faktoren zu reduzieren, die unsere Gesundheit und in besonderem Masse unsere Haut beeinträchtigen, kann Aloe vera begleitend eine wundervolle Ergänzung sein. Aloe vera pflegt auf natürliche Art die Haut, verbessert ihre Spannkraft und Elastizität, reguliert ihren Feuchtigkeitshaushalt und fördert bei längerer Anwendung insgesamt ihre Gesunderhaltung.

Eine große Zahl von kosmetischen Produkten auf Aloe-vera-Basis wird heute angeboten. Viele davon enthalten Kombinationen von Aloe mit anderen für die Haut positiven Stoffen. Wie so oft im Leben gilt hier nicht zwingend, dass besonders teure Produkte besonders viel wirkten. In jedem Fall sollten Sie darauf achten, dass in Ihren Produkten nur natürliche Rohstoffe, möglichst aus biologisch zertifiziertem Anbau, eingesetzt werden. Achten Sie auch auf den realen Aloe-vera-Gehalt der Produkte.

Herstellung von Aloe-vera-Gel und Aloe-vera-Smoothie

Zur Herstellung von Aloe-vera-Gel werden idealerweise Pflanzen ab einem Alter von drei bis fünf Jahren verwendet (3-jährige Pflanzen aus sonnenreichen Gebieten, 5-jährige Pflanzen aus Mitteleuropa). Ab diesem Alter sind die für die Gesundheit wichtigen Inhaltsstoffe voll ausgebildet.

Zur Gewinnung von Aloe-vera-Gel gehen Sie wie folgt vor:

- Schneiden Sie eine einzelne, fleischige Blattrippe von der Pflanze. Idealerweise sind diese in besagtem Alter mindestens 20 cm lang. Es empfiehlt sich, nicht zu häufig eine Blattrippe von derselben Pflanze zu ernten, damit diese nicht zu viel Kraft für ihr weiteres Wachstum verliert und

entsprechend lange geerntet werden kann.
- Waschen sie die Blattrippe und stellen Sie diese anschließend während einiger Zeit mit der Schnittfläche nach unten so auf, dass der bräunlich grüne Pflanzensaft ablaufen kann. Dieser kommt speziell bei größeren Blättern vor und kann auf manche Menschen stark abführende Wirkung haben.
- Nun beginnen Sie, das weißlich transparente Gel aus den Blättern zu gewinnen. Manche Menschen ziehen es vor, die Blätter zu schälen, andere teilen sie und kratzen anschließend das Gel mit einem Löffel heraus. Letzteres bewährt sich, wenn Sie die verbleibenden Blattaußenseiten mit der Gelseite zur Hauptpflege einsetzen wollen.

Das so gewonnene Gel kann in kleinen Portionen gegessen werden. Es hält sich gut verschlossen während einiger Tage im Kühlschrank, darf aber nicht eingefroren werden.

Mit dem gewonnenen Gel kann auch ein Smoothie hergestellt werden. Gerade wenn Sie noch ein »Neuling« sind, sollten Sie nur eine kleine Portion (weniger als 10% der Masse) Aloe nehmen und diese mit Wasser oder ggf. anderen, am besten biologisch angebauten, Gemüsen oder Früchten strecken. Mit der Zeit kann der Anteil an Aloe zunehmen. Der Smoothie kann in einem beliebigen Mixer aufgemischt werden und sollte möglichst sofort getrunken werden. Nicht konsumierte Smoothie-Mengen können maximal einen Tag lang in einem verschlossenen Gefäß im Kühlschrank gelagert werden.

Erwachsene Personen sollten am Anfang eine tägliche Dosis von einem Zehntel Liter reinen Aloe-vera-Gels (oder der Produkte davon) nicht überschreiten. Auch hier gilt, dass immer das richtige Maß die positive oder negative Wirkung ausmacht. Selbstverständlich kann dieses Maß im Rahmen einer ärztlichen Therapie auch anders angesetzt werden.

Bezugsquellen

Die Aloe-vera-Pflanze auf dem Fensterbrett ist selbstverständlich die kostengünstigste Möglichkeit, sich mit frischem Aloe-vera-Gel zu versorgen. Wer aber, ähnlich wie die altägyptischen Pharaonen, täglich Aloe vera zu sich nehmen möchte, wird diesen Bedarf kaum aus eigenem Anbau decken können. Glücklicherweise gibt es auf dem Markt eine breite Palette von Aloe-Produkten in teils sehr guter Qualität.

Sowohl Gel als auch die Wirkstoffe in Tabletten- oder Kapselform werden von vielen Herstellern angeboten. Auffällig dabei ist der große preisliche Unterschied. Manche Anbieter verkaufen die Produkte zu geradezu abenteuerlich niedrigen oder hohen Preisen.

Bevor Sie sich für ein Produkt entscheiden, sollten Sie deshalb auf die folgenden Punkte achten:

- Stammen die Pflanzen aus biologischem Anbau?
- Wie groß ist der tatsächliche Anteil an Aloe vera im Produkt? (Manche Anbieter strecken die Aloe-Substanz bis weit über 90% mit wirkungslosen Füllstoffen.)
- Wählen Sie einen namhaften, etablierten Anbieter. Irgendwelche Billigabfüller und No-Name-Produkte, die keiner kennt, bergen das Risiko, dass sie gar keine Wirkstoffe, sondern nur reine Füllstoffe enthalten. Immer wieder werden von solchen No-Name-Herstellern auch Produkte angeboten, die sogar gesundheitsschädlich sind.
- Manche Anbieter »veredeln« Aloe-vera-Getränke mit Zucker oder Aromastoffen. Hier gilt es, genau hinzusehen, bevor man womöglich unerwünschte Stoffe konsumiert.

Literaturliste

- Barcroft, Alasdair: Aloe Vera: Nature's Silent Healer, 2003, Baam
- Bankhofer, Prof. Hademar: Aloe Vera - Die Pflanze für Gesundheit, Vitalität und Wohlbefinden, 2013, Kneipp Verlag, 6. Auflage
- Beringer, Alice: Aloe vera - Die Königin der Heilpflanzen: Natürlich gesund und schön durch den reinen Extrakt der Aloe vera, 2007, Heyne
- Delbé, Jean B.: Gesund werden - gesund bleiben: Aloe-Vera-Leitfaden Gesund bleiben, 2004, M+M Verlag
- Finnegan, John &, Schmid, Rainer: Aloe Vera - das Geschenk der Natur an uns alle, 2014, Ernährung & Gesundheit, 35. Auflage
- Oppermann, Jutta: Aloe Vera - Was die

Pflanze wirklich kann, 2004, Lebensbaum
- Peuser, Michael: Kapillaren bestimmen unser Schicksal: Aloe - Kaiserin der Heilpflanzen, Quelle für Vitalität und Gesundheit, 2010, St. Hubertus
- Rahn-Huber, Ulla: Natürlich heilen und pflegen mit Aloe Vera, 2015, Riwei
- Skinner, Rosalynd: Aloe Vera: The Medicine Plant, 2005, Mill Enterprises
- Skousen, Max B.: Aloe Vera Handbook: The Ancient Egyptian Medicine Plant, 2005, Book Publishing Company